Ein Fall
von Prolapsus vaginæ
bei einer Jungfrau.

INAUGURAL-DISSERTATION

der medicinischen Facultät

der

KAISER - WILHELMS - UNIVERSITÄT STRASSBURG

zur Erlangung der Doctorwürde

vorgelegt von

C. TH. TAHINTZIS

aus Constantinopel.

STRASSBURG
VERLAG VON KARL J. TRÜBNER.
1884.

Gedruckt mit Genehmigung der medicinischen Facultät der Universität Strassburg.

Referent: **Prof. Dr. Freund.**

Seinem seligen unvergesslich teuern Vater

Theodor Tahintzis

als Zeichen kindlicher Liebe, höchster Verehrung
und Dankbarkeit

gewidmet von

dem tief trauernden Sohne.

Im Sommer-Semester 1883 kam in der geburtshilflichen Klinik des Herrn Prof. Freund zu Strassburg i. Els. ein Fall von hochgradigem Prolapsus vaginæ zur Beobachtung, der sich bei einem jungen Mädchen, das noch nie geboren hatte, zeigte, und der in mehrfacher Hinsicht unser Interesse in hohem Maasse in Anspruch nahm.

Das 18jährige Mädchen, von blühendem Aussehen, ist Feld- und Hausarbeiterin, und wird am 21. Juni mit folgender Anamnese aufgenommen. Die Eltern leben und sind gesund. Von 5 Geschwistern starben 2 in früher Jugend, 3 dagegen leben und sind auch gesund, jedoch von schwächlicher Constitution. — Patientin selbst, ohne hereditäre Belastung, will nie krank gewesen sein, nur sehr viel an Kopfschmerzen gelitten haben und leicht zu Herzklopfen geneigt gewesen sein. Auch litt sie öfters an Magenkrämpfen, die jedoch mit Beginn der Menstruation schwanden, welche im 15. Lebensjahre zum ersten Male auftrat. Dieselbe war unregelmässig, erschien in Intervallen von 14 Tagen bis 3 Wochen ziemlich profus, dauerte meist 8 Tage und war während der ersten Tage von ziemlich intensiven Schmerzen begleitet. Erst seit 6 Monaten hat sie einen normalen Verlauf angenommen und tritt regelmässig alle 4 Wochen ein. Seit 3—4 Jahren musste Patientin in der Haus- und Feldwirtschaft sehr schwer arbeiten, besonders war es ihre Aufgabe, den Arbeitern (5—6 Mann) das Essen auf das Feld zu bringen, wobei sie den Korb auf dem Kopfe zu tragen pflegte, welche Arbeit sie jedoch ohne besondere Beschwerde verrichtet haben will. Vor ca. $^3/_4$ Jahren bemerkte sie bei der Harnentleerung, dass der Urinstrahl nicht mehr die normale gerade Richtung hatte, und, nach der Ursache forschend, nahm sie wahr, dass sich etwas aus der vagina hervordrängte.

Da Patientin fortfuhr zu arbeiten, nahm das Uebel zu, ohne indes anfangs Schmerzen zu verursachen. In den letzten Monaten dagegen traten lebhafte Schmerzen auf im Abdomen, sowohl beim Arbeiten als auch besonders beim Laufen, und da der Prolaps immer grösser wurde, consultirte sie einen Arzt, welcher ihr das gänzliche Einstellen schwerer Arbeit anriet. In der letzten Zeit konnte Patientin wegen zu grosser Schmerzhaftigkeit den Prolaps nicht mehr zurückdrängen, auch hatte sie grosse Mühe, das Wasser zu lassen. Ebenso bestanden Stuhlbeschwerden, durch häufige Verstopfung veranlasst. Weissen Fluss will sie nie gehabt haben. — Geboren hat die Patientin nicht.

Status præsens.

Patientin ist ein gesund aussehendes, kräftig gebautes Mädchen von sehr reizbarem Temperament. Sie ist wohl genährt, hat einen ziemlich gut entwickelten Panniculus adiposus, weder Drüsenschwellungen noch Oedeme. Lungen und Herz sind normal, Milz und Leber nicht vergrössert. Im Abdomen nichts krankhaftes nachweisbar. Zwischen den Schenkeln liegt eine fast mannsfaust grosse, bläulich-rote Geschwulst, welche von der umgestülpten Scheide gebildet wird; nur hinten etwas oberhalb des Dammes besteht noch ein Scheidenblindsack, ungefähr von der Länge eines Fingergliedes. — An der Spitze des birnförmigen Tumors befindet sich das orificium uteri externum, welches bei liegender Haltung der Patientin fast ganz genau nach unten und etwas nach vorn gerichtet ist. Die vordere Lippe desselben geht direkt in die vordere Vaginalwand über, während die hintere sich noch mit einer Furche und darauf folgendem Wulst von der hinteren Vaginalwand abhebt. Die columna rugarum anterior ist bis auf eine kleine Andeutung in der Nähe der Ureteralmündung vollkommen verstrichen; auch hier findet sich noch eine ganz schwache Querfalte und dahinter eine querverlaufende kahnförmige Einsenkung. Nirgends ist eine Erosion nachweisbar. In dem Tumor selbst fühlt man den etwa daumendicken Cervix, welcher nach oben sich etwas verjüngt; das corpus uteri, das auch bei herausgetretenem Prolaps nicht zu umgreifen ist, liegt noch hoch im Becken. Die Blase ist mit dem Catheter nach oben hin gar nicht zu verfolgen, nach unten bildet sie eine Cystocele, bis dicht an das orificium externum. — Nach der Reposition, welche an dem Prolaps vollkommen ausführbar ist, liegt der Uterus mit seinem enorm verlängerten Cervix in einem grossen nach vorn concaven Bogen in Anteversion, der Fundus ist klein und schmächtig und überschreitet in seinem Dickendurchmesser (ca. 2 1/2 cm.) nur sehr wenig den des Cervix (ca. 2 cm.). Die Länge der Höhle beträgt ca. 11 cm. — Die Ovarien sind beiderseits normal, das Promontorium nur mit äusserster Mühe erreichbar; der Hymen ist rechts und links defekt. Es besteht eine nur kleine Rectocele. Die Beckenmaasse sind folgende:

Dist. spin. ilei.	24 1/2 cm.
» crist. ilei.	28 1/2 »
» Trochant.	32 1/2 »
Conjugata ext.	20 »

Nach vergeblichen Versuchen, den durch Horizontallage, Sitzbäder u. s. w. zum Abschwellen gebrachten Prolaps mittelst Pessarien zurückzuhalten, wurde am 20. Juli zur kolporrhaphia ant. et post. geschritten.

In Chloroformnarkose wird bei vollkommen herausgetretenem Prolaps zuerst aus der vorderen Vaginalwand ein dreieckiger Lappen umschnitten, mit der Basis nach dem Cervix, mit der Spitze nach der Ureteralmündung zu gerichtet, und dann die Schleimhaut abpräparirt. Die glatte Wandfläche wird sofort mit Silberdraht vereinigt, wodurch zugleich auch die leichte Blutung gestillt wird. Alsdann wird aus der hinteren Vaginalwand ebenfalls ein dreieckiges Stück ausgeschnitten mit der Basis nach dem Frenulum, mit der Spitze nach oben gerichtet; ebenfalls Naht mit Silberdraht. Durch diese Operation wird die Scheide sehr bedeutend verengt. — Leichte Bepulverung mit Jodoform. — Patientin erbrach in der Folge ziemlich viel. Der Urin musste 3 Tage mittelst eines Catheters entleert werden. Vom dritten Tage ab wurde täglich eine Ausspülung vorgenommen.

Patientin klagte auch viel über Kopfweh, Schmerzen im Unterleib und Schlaflosigkeit, welche jedoch sofort verschwinden, nachdem am 31. Juli die Fäden bis auf die zu oberst gelegenen herausgenommen waren. Es zeigte sich, dass die Wunde vollständig per primam zugeheilt war. — Nachdem nach ungefähr einer Woche auch die letzten Drähte entfernt waren, zeigte sich, dass beim Gehen und Stehen der Patientin, die vordere Vaginalwand sich doch wieder herabsenkt. Es wird daher am 7. August behufs Verengerung der weiten Vulvaröffnung eine Dammplastik hinzugefügt, ebenfalls in Chloroformnarkose.

Aus der hinteren Wand des Introitus vag. wird ein rechtwinkeliges Stück Schleimhaut excidirt in querverlaufender Richtung parallel dem Rande der Vulva. Alsdann wird zuerst der obere Wandrand, dann der untere genäht, und schliesslich werden die beiden schmalen Seitenränder miteinander vereinigt. Durch diese Operation wurde eine ziemlich hochgradige Verengerung der Vulva erreicht. Jodoform-Bepulverung; Temp. Abends: 38,5. Im Uebrigen war die Heilung wie das erste mal von keiner weiteren Temperatursteigerung begleitet, und am 1. Sept. wurde Patientin auf ihren Wunsch entlassen. Die äussere Wunde communicirte mit der Scheide durch eine ungefähr hanfkorngrosse Oeffnung. Zur Bekämpfung des eingetretenen Fluor albus werden Ausspülungen angeraten. Der Uterus ist 9 cm. lang und liegt in Anteversio.

Nach 14 Tagen, während welcher Zeit Patientin zwar keine Schmerzen gehabt, indes beim Gehen immer noch einige Beschwerden verspürte, stellte sie sich wieder poliklinisch vor. Sie glaubte, dass beim Drängen sich wieder der Prolapsi zeigte. Die vorgenommene Untersuchung ergab, dass noch einige Drähte in der Vagina zurückgeblieben waren, zu denen man vor der Entlassung, der grossen Engigkeit wegen, nicht gelangen konnte. Daher erfolgte die Wiederaufnahme der Patientin am 17. September. Es werden die letzten Drähte der kolporrhaphia ant. entfernt, jedoch gelingt es nicht, die letzten Drähte der kolporrhaphia post. herauszunehmen. Bei starkem Pressen und auch beim Gehen senkt sich die vordere Vaginalwand immer noch etwas hinab. Die früher erwähnte Damm-Scheidenfistel vernarbte nach einigen Tagen vollkommen.

Nachdem nun ein Mayersch'er Kautschukring und auch mehrere Hodge'sche Pessarien sich für die

Zurückhaltung der Scheide wegen der Harnbeschwerden und Schmerzhaftigkeit als unzweckmässig erwiesen hatten, wird endlich ein kleines Hodge'sches Zinnpessarium gefunden, das gerade noch durch den engen Introitus vag. hindurchgeführt werden kann, und das alle Beschwerden ziemlich beseitigte. — Indes auch dieses fiel bereits nach 8 Tagen wieder heraus, und da mit dem Vorfall der vorderen Scheidewand die erwähnten Beschwerden sich auch wieder geltend machten, so wird am 20. November zu einer neuen Operation geschritten.

In Chloroformnarkose wird zunächst in der hinteren Vaginalwand ein Schnitt geführt, der nach aussen ovalär, nach innen in zwei Zipfel ausläuft, ähnlich der typischen Freund'schen Operation des Dammrisses; die beiden Zipfel werden durch Nähte vereinigt, ebenso die beiden seitlichen Wandränder des nach aussen zu gerichteten Ovalärschnittes. Alsdann wird nach Winkel eine Verengerung des introitus vaginæ ausgeführt. Nach der Operation trat ziemlich viel Erbrechen ein; das Allgemeinbefinden war relativ gut und die Wände selbst am 28. November vollständig per primam geheilt. Der Effekt in Bezug auf die Zurückhaltung des Prolapses war ein befriedigender zu nennen, und Patientin wurde daher Anfang December entlassen.

Der oben beschriebene Prolaps bei einem jungen Mädchen ist, wie aus all dem Vorhergehenden hervorgeht, offenbar ein ziemlich hochgradiger. Derselbe war kein einfacher, wie man ihn als blosse Ausstülpung der Scheidenschleimhaut aus dem Scheideneingang z. B. in der Schwangerschaft findet, sondern er war verbunden mit bedeutender Verlängerung des Cervix uteri, und complicirt durch die mannigfachsten Beschwerden von seiten der Blase und des Mastdarms, welche der angewandten Therapie recht beträchtliche Hindernisse entgegensetzten. Dazu kamen noch allgemeine nervöse Erscheinungen, Kopfschmerzen, Schlaflosigkeit, Menstruationsbeschwerden und psychische Emotionen. Die Therapie hatte, wie aus der obigen Mitteilung ersichtlich, mit grossen Schwierigkeiten zu kämpfen. Man kam erst nach mehrfachen Operationen zum Ziel eines leidlich guten Zustandes der Patientin.

Pathogenese und Aetiologie.

Was die Pathogenese und Aetiologie des Prolapsus in unserm Falle anbetrifft, so können die sonst geltenden ursächlichen Momente für denselben kaum in Betracht kommen.

Die Hauptdisposition zum Vorfall der weiblichen Genitalien ist gegeben in Schwangerschaft, Geburt und Wochenbett, wo erschlaffte Beckenorgane und ein schwerer Uterus sich regelmässig finden. Der sonst normal liegende in den ersten Monaten schwangere Uterus wird gewiss nur höchst selten durch acut einwirkende Ursachen, wie Sprung, Fall, schweres Heben, einen Vorfall erleiden[1]; eine Ausstülpung der Scheide

[1] Schröder, Geburtshilfe S. 387.

dagegen aus dem Scheideneingang kann allerdings durch die abnorme Verlängerung einerseits und durch die physiologisch notwendige Erschlaffung und Auflockerung sämtlicher Gewebe anderseits hervorgerufen werden, wie es in der Schwangerschaft ja natürlich ist. Dabei wird die Scheide so bedeutend länger, dass, obgleich ihr oberer Teil nach hinten und oben gezogen ist, doch in manchen Fällen die vordere Wand, nicht selten aber auch die vordere und hintere zu gleicher Zeit aus dem Scheideneingang sich herausstülpen, besonders wenn noch eine abnorme Weite des Beckenausganges hinzukommt. Kommt nun während der Geburt noch ein Dammriss hinzu, dann wird der vorderen Scheidenwand ihre Stütze entzogen, diese kann sich somit mit ihren Falten nach unten senken und einen secundären Vorfall bilden. — Auch in der puerperalen Involutionszeit kann durch unzweckmässiges Verhalten der Frauen ein Vorfall der Scheide, welche durch die noch stark hervorragenden Wülste dazu disponirt, zu Stande kommen, wenn durch vorzeitige schwere körperliche Arbeit, sowie durch heftiges Pressen bei der Harn- und Stuhlentleerung der intra-abdominelle Druck so bedeutend gesteigert wird, dass der Uterus die Bewegung nach unten macht[1]. Auch hier kann dann ein abnorm weites Becken für das Zustandekommen des Vorfalles begünstigend wirken.

Zu den prädisponirenden Momenten, welche ausser-

[1] Schröder, Krankh. d. w. Geschlechtsorgane S. 180.

halb des Puerperiums liegen, gehört noch vorzüglich die senile Atrophie[1]. Im hohen Alter wird durch den Schwund des Fettgewebes sowie durch die ungewöhnliche Erschlaffung sämtlicher Beckeneingeweide, die Verbindung der Genitalien mit ihrer Umgebung und dem Damme eine sehr lockere. Die Gebärmutter und Scheide wird kurz, das Fett und Zellgewebepolster, besonders um die Scheidenmündung, schwindet, und dadurch fehlt der Scheide der Halt an den Beckenwänden. Es entsteht ein primärer Vorfall der Scheide, und dann in Folge der Zerrung, ein secundärer Vorfall der Gebärmutter. Nach Beobachtungen von Conrad[2], ist eine Entzündung des Scheidenteiles namentlich in Folge von gonorrhoischer Infection eine häufige Ursache dieser Erkrankung, weil durch den grösseren Blutzufluss eine Auflockerung der Gewebe bewirkt wird. Es hängen deswegen bei länger dauernden Katarrhen sehr gewöhnlich vordere und hintere Vaginalwand in den Scheideneingang hinein. Indes dürfte ein Prolaps der Genitalien aus dieser Ursache allein ohne das Hinzutreten anderer concurrirender Momente wohl kaum erklärlich sein.

Bei Ascites, adhärenten Tumoren im Becken kann ebenfalls ein Prolaps zu Stande kommen, doch ist dieser Umstand nicht gerade häufig. Der Douglas'sche Raum erscheint dann ungewöhnlich vertieft und bildet eine Tasche über dem hinteren Scheidengewölbe, in

1 Schröder, loc. cit. S. 180.

2 Wiener medic. Wochenblatt, 21. Bd. 47-49.

welche sich auch wohl Darmschlingen einsenken, und durch die abnormen Druckverhältnisse kann das hintere Scheidengewölbe dann allmälig nach unten vorgestülpt werden [1].

Auch bei der zur Gewohnheit gewordenen andauernden Zurückhaltung des Harnes und bei habitueller Verstopfung werden ferner sehr leicht die vordere und hintere Scheidenwand allmälig tiefer in das Lumen der Scheide vorgebuchtet, so dass sich hier Ausstülpungen der Blase und des Rectums bilden, die, wenn sie einen gewissen Grad erreicht haben, für gewöhnlich nicht mehr völlig entleert werden, und dann durch das andauernde Gewicht ihres Inhaltes die Scheidenwände immer mehr nach unten dislociren [2].

Wenn man nun alle diese Ursachen, welche einen Vorfall der Genitalien hervorrufen können, zur Erklärung des vorliegenden Falles in Betracht zieht, so ergibt sich, dass keine Einzige davon hier in Anwendung kommen kann. Patientin ist ja ein noch junges Mädchen, das nie geboren hat, ohne jegliche Geschwulst im Abdomen, ohne abnorm weite Beckenverhältnisse, wie die oben angeführten Maasse ergeben. Nur die schwere Arheit finden wir in der Anamnese als prädisponirende Ursache angegeben; aber diese allein kann ohne das Hinzutreten anderer mitwirkender Momente sicherlich nicht zu Prolaps führen; denn sonst müsste man denselben bei jungen Mädchen gewiss

1 Schröder, Krankh. d. weibl. Geschlechtsorgane S. 461.
2 Schröder, l. c.

häufiger beobachten, als thatsächlich der Fall ist. — Hier bleibt nur noch eine andere Ursache zu erörtern, die den Vorfall wohl zu erklären im Stande ist, nämlich die Masturbation. Auch bei Spiegelberg[1] finden wir einen Fall von Prolaps der vorderen Vaginalwand bei einer Jungfrau in Folge Masturbation verzeichnet, wo er unter anderem Folgendes sagt: «Bei Jungfrauen habe ich nur einmal eine Senkung der vorderen Wand in den Introitus hinein beobachtet, aber auch hier schien mir Dehnung des Scheidencanales und des Dammes durch Masturbation die Ursache zu sein, deren Wirkung allerdings durch schweren Stuhlgang bei habitueller Obstipation begünstigt wurde.» Die mit umfangreichen Fremdkörpern geübte Masturbation kann Erschlaffung der Scheide hervorbringen, ebenso Hypertrophie und Faltenbildung, wie wir bei unserer Patientin auch zu beobachten Gelegenheit hatten. Dass die mannigfachsten Gegenstände zur Masturbation gebraucht werden, beweisen die vielen in der Vagina und auch in der Blase aufgefundenen Fremdkörper; diese entschlüpfen hinter den Introitus gebracht gar leicht der einführenden Hand, worauf sie durch die Contraktionen der Scheidenwandung weiter in die Tiefe und nach oben gedrängt werden. Die Folgen der dauernden Anwesenheit der fremden Körper in der Vagina gestalten sich selbstverständlich sehr verschieden, je nach der Natur der bei ihrer Einführung gesetzten

[1] Spiegelberg, Zur Entstehung und Behandlung des Vorfalls der Scheide und Gebärmutter. Berliner klin. Wochenschrift IX, Bd. 21.

Verletzungen, ferner je nach dem Material, der Grösse, Form und Dauer des Verweilens derselben in der Scheide (Breisky).

Im Allgemeinen führen alle Fremdkörper in kurzer Zeit die Erscheinungen eines Katarrhs der Scheide herbei und werden bald mit reichlichem Schleim bedeckt gefunden, seltener ist die Absonderung von Blut. Dem Katarrh geht stets ein hoher Grad von Hyperämie vorher, verbunden mit Contraktionen der Scheide, Stauung und Infiltration der Umgebung. Aus diesem an Fremdkörpern haftenden und stagnirenden Sekret lagern sich nach längerem Verweilen auf der Oberfläche des Fremdkörpers Tripelphosphate und Kalksalze ab, und erzeugen die bekannten Incrustationen, welche gelegentlich so bedeutend anwachsen können, dass ein kleiner Fremdkörper nur als Kern einer Concretion erscheint, wie dies ja noch viel öfter bei Blasensteinen beobachtet wird (Breisky).

Ist nun einmal auf solche Weise ein Prolaps zu Stande gekommen, so bringt derselbe auch alle die Erscheinungen und Unannehmlichkeiten mit sich, wie ein Prolaps aus anderen Ursachen. Die Erschlaffung und Senkung der Weichtheile beginnt zuerst an dem untersten Teile der Scheide, und zwar an der vorderen Wand; von da schreiten sie allmälig unter dem dauernden Einfluss der gewohnheitsmässig betriebenen Masturbation weiter nach oben, bis endlich auch der Uterus innerhalb der herabgesunkenen und evertirten Scheide, teils durch seine eigene Schwere, teils gedrängt durch eine abnorme Steigerung des intra-abdominellen Druckes (wie z. B. bei schwerer Arbeit) mit herabsinkt.

So bildet sich bei weiterer Entwickelung der secundäre Uterusvorfall (Roser). — Auch bei Schröder[1] finden wir die Angabe, dass secundär der primäre Vorfall der Scheide durch den Zug, welchen die nach unten ziehende Scheide auf den Cervix ausübt, auch zu Senkung und Vorfall des Uterus führen kann, aber doch immer nur dann, wenn die Verbindungen des Uterus mit seinen Nachbarorganen abnorm schlaff sind. Fehlt diese Erschlaffung, kann der Uterus dem Zuge nach unten nicht folgen, so kommt es zur supravaginalen Hypertrophie des Cervix. Umgekehrt kann aber auch der Vorfall des Uterus das primäre sein, so dass der sich senkende Uterus die Scheide nur invertirt, und in der Schamspalte der das untere Uterinsegment begleitende obere Teil der Scheide zum Vorschein kommt. — Rein kommt dies allerdings nur sehr selten vor, da regelmässig, wenn die Verbindungen des Uterus erschlafft sind, auch die Scheide nicht fest mit ihrer Umgebung verbunden ist. — Am häufigsten kommt deshalb der Descensus uteri mit Vorfall der Scheide zusammen vor, so dass der untere Teil der Scheide sich aus dem Scheideneingang herausstülpt, während der obere Teil von dem vordringenden Cervix invertirt wird.

[1] Schröder, Krankheit d. weibl. Geschlechtsorgane S. 461.

Pathologische Anatomie.

Der pathologisch-anatomische Befund bei prolapsus vaginæ in Folge von Masturbation wird im Allgemeinen ähnliche Erscheinungen darbieten wie sie auch bei Prolaps aus anderen Ursachen beobachtet werden. Normaler Weise legen sich die vordere und hintere Scheidenwand im lebenden Körper breit aneinander und bilden nach Henle folgende Figur,

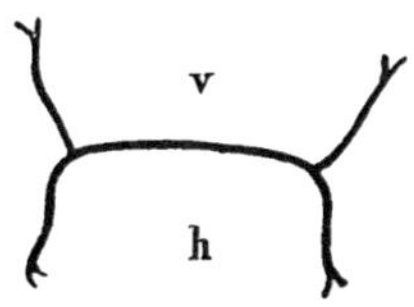

Scheidenfigur im Querschnitt.
v = vordere h = hintere Wand.

so dass also die Scheide kein klaffendes Lumen hat. Tritt eine Erschlaffung der Vaginalwände ein, so ist es gewöhnlich die vordere, welche zuerst vorfällt, da die hintere an dem normalen unversehrten Damme eine beträchtliche Stütze hat; ist jedoch der Damm durch vernarbte Dammrisse bereits verkürzt, und auch sonst eine Erschlaffung des Beckenbodens eingetreten, so erfolgt auch der Verfall der hinteren Wand ziemlich leicht[1].

Nur in ganz seltenen Fällen invertirt sich die Scheide ähnlich wie der Darm ringförmig von allen Seiten[2], wie es in unserm Falle vorgekommen ist.

[1] Schröder, Krankh. d. weibl. Geschlechtsorgane S. 460.
[2] Schröder, ebendaselbst S. 172.

Nach Colombat kann man 3 Grade der Umstülpung bei einem Vorfalle unterscheiden.

I. Grad: An der Scheidenmündung ist eine Art Wulst wahrzunehmen, welcher unregelmässig gefaltet, mehr oder weniger hervorstehend in der Mitte den Muttermund enthält. Derselbe ist stets tiefer als im normalen Zustande gelagert, aber noch nicht in der Schamspalte sichtbar.

II. Grad: Die Geschwulst tritt vor die äusseren Genitalien heraus.

III. Grad: Der Vorfall liegt ganz zwischen den Schenkeln der Frau, er ist länglich von cylindrischer Form, der Muttermund steht gleichfalls tief und die Schleimhaut der Scheide ist ganz nach aussen umgestülpt.

Dieses pathologische Verhalten bleibt auf den Cervix nicht ohne Einfluss, auch dieser wird seine Gestalt und Lage ändern, indem die nach unten zerrende Scheide einen solchen Einfluss auf ihn ausübt, dass derselbe länger und dünner wird und schliesslich vor der Vulva erscheint. Dadurch werden häufig Cervixhypertrophien bedingt, die manchmal sehr bedeutende Grade annehmen können.

In unserm Falle war jedoch keine Cervixhypertrophie vorhanden, sondern nur eine hochgradige Verlängerung desselben. Bei hervorgetretenem Prolaps gesellen sich zu demselben die Erscheinungen des chronischen Katarrhes, wie sie Schröder[1] angiebt:

[1] Krankh. d. w. Geschlechtsorgane S. 173.

Die Scheidenschleimhaut wird glatter, ihre Querrunzeln verstreichen vollständig, sie hypertrophirt mit allen ihren Bestandteilen: Epithel, Submucosa, Muskelschicht. Ihre Farbe, welche zuerst rot, dann blaurot ist, kann durch die Verhornung der Epithelien vollkommen epidermisähnlich werden und eine hellere Färbung annehmen. Sehr häufig können aber auch unter Einwirkung äusserer irritirender Schädlichkeiten Entzündungen und tief greifende Ulcerationen mehr in den Vordergrund treten. Ganz besonders findet man diese Erscheinungen des chronischen Katarrhs bei Masturbationsversuchen, die ja mit andauernder Fluxion und Hyperämie der Genitalien einhergehen. Zuweilen bemerkt man dabei, wie auch in unserm Falle, eine papilläre Hypertrophie an den kleinen Labien, die mitunter einen sehr hohen Grad erreichen kann. Allerdings kann dieses anatomische Bild je nach den verschiedenen Graden des Prolapsus sehr variiren.

Bei geringeren Graden des Prolapsus der vorderen Scheidenwand erleiden Blase und Urethra in ihrem Verlaufe keine sonderlichen Veränderungen; erreicht derselbe aber einen höheren Grad, erleidet die Bindegewebsfixation der vorderen Scheidenwand durch das Gewicht des Prolapsus eine Zerrung und Ausdehnung, so wird sich alsbald in der Richtung der Urethra eine Abweichung von der Norm kund geben, und zwar wird sie, statt direkt nach hinten oben, zunächst gerade nach hinten, dann nach unten verlaufen und erst nach einer — je nach dem Grade des Scheidenvorfalles mehr oder weniger spitzwinckeligen Umknickung — nach oben hinten in die Harnblase führen. — Bei dem primär isolirten Herabsinken des oberen Teiles der vorderen Scheidenwand ist, wie schon angedeutet, eine cystenartige Ausdehnung der Blase, eine Cystocele vorhanden, dabei erleidet das Bindegewebsstratum zwischen Blase, Uterus und Scheide naturgemäs eine nicht unbedeutende Zerrung, und es liegt auf der Hand, dass dieselbe auf den normalen Stand des Uterus und auf das direkt beteiligte Collum im Laufe der Zeit nicht ohne bedeutenden Einfluss sein wird. Ist die ganze vordere Scheidenwand bei dem Vorfalle beteiligt, so wird die vorher angedeutete Veränderung des Blasengrundes und der Urethra natürlich vorhanden sein.

Jobert hatte behauptet, dass die Cystocele fast immer erst nach zurückgelegtem 40. Lebensjahre entstehe. — Malgaigne dagegen hat nachgewiesen, dass sie sich nicht selten schon zwischen dem 20. und 30., aber am häufigsten zwischen dem 30. und 40. Lebensjahre entwickelt, bisweilen auch noch viel früher oder gar erst im späteren Greisenalter. Vorausgegangene Entbindungen bilden natürlich die häufigste Gelegenheitsursache der Cystocele; nächst ihnen geben starke Anstrengungen bei schwerer Arbeit die häufigste Veranlassung. Auch bei unserer Patientin bildete die Blase ein Divertikel.

Was nun die Bildung einer Rectocele vaginalis bei Prolaps der Genitalien anbelangt, so kommt sie vorzugsweise durch das Herabsinken der hinteren

Vaginalwand zu Stande, welche die vordere Wand des Rectums mitzerrt. Dass sehr bedeutende Rectocelen vorkommen können, beweist der von Prof. Freund[1] beschriebene Fall. In geringen Graden findet man sie oft bei Prolaps des unteren Teiles der Scheide, wenn durch tiefgehende Ruptur des Dammes die bereits erwähnte Stützkraft desselben aufgehoben ist. Das primäre Herabsinken des oberen Teiles der hinteren Scheidenwand durch freien Ascites, Exsudatmassen, Geschwülste bedingt keineswegs eine Beteiligung des Rectums an dem Vorfall. Die Rectocele hat vorzugsweise Malgaigne beschrieben, während sie den älteren Autoren fast ganz unbekannt zu sein scheint.

Was die Veränderungen am Scheideneingang betrifft, so verdient die mehr oder weniger hochgradige Erweiterung der Vulva und des Introitus vag. besonders hervorgehoben zu werden, da sie bei abnormer Steigerung des intra-abdominellen Druckes das Zustandekommen des Vorfalles sehr begünstigen kann. Dieses Verhalten wurde oben bei der Erwähnung der Dammrisse schon des Näheren auseinander gesetzt.

[1] Freund, Zur Pathologie und Therapie der veralteten Inversion etc. Breslau 1870.

Symptome.

Ein nicht gerade hochgradiger Prolapsus vaginæ ruft keine besonderen Symptome hervor. Die Klagen der Patienten erstrecken sich meist auf ein quälendes Gefühl, als ob etwas nach unten herausfallen wolle, und auf den bei länger dauerndem Prolaps sich einstellenden Flur. Nimmt derselbe an Grösse zu, so treten neben Beschwerden beim Gehen, langen Stehen, Steigen auch Schmerzen in der Kreuzbeingegend auf, welche bei Husten, Erbrechen, anhaltendem Heben schwerer Lasten, sowie überhaupt bei schwerer körperlicher Arbeit ausserordentlich heftig werden können[1]. Je nachdem die Nachbarorgane (Blase, Rectum, Uterus) an der durch den Prolaps bedingten Veränderung Teil nehmen, sind die Symptome verschieden, zum Teil mannigfaltig.

Ist es gleichzeitig zur Bildung einer Cystocele gekommen, so empfindet die Person auch Schmerzen bei der Urinentleerung, ja bei hochgradiger Senkung der Blase kann durch Knickung der Urethra oder durch Zerrung und Compression der Ureteren vorübergehend Harnverhaltung mit den Erscheinungen von Retentio urinæ eintreten.

Die Urethra wird häufig so verzogen, dass man den Catheter nach unten, statt nach oben einführen

[1] Schröder, Krankh. d. w. Geschlechtsorgane S. 180.

muss. Oft können die Kranken den Urin nur dann lassen, wenn sie den Vorfall jedesmal wenigstens teilweise reponiren. Von seiten des Mastdarms besteht meistens Verstopfung, erschwerter Stuhlgang, Tenesmus und Katarrh der Rectalschleimhaut. Durch die beständige Zerrung kann es secundär auch zum Vorfall des Uterus kommen. Wird indes die Gebärmutter durch ihre peritonealen Befestigungen zurückgehalten, so kommt zuweilen nur eine beträchtliche Verlängerung des Cervix zu Stande. Durch die Zerrung, welche der Uterus und seine Anhänge erfahren, können auch ohne dass gerade Residuen vorausgegangener Entzündungen vorhanden wären, auch manchmal nervöse Erscheinungen hervorgerufen werden: Einfache Gemütsdepression, Melancholie bis zu ausgesprochener Hysterie[1], wenn auch das letztere nicht gerade häufig ist. Eine weitere Reihe von Symptomen bietet der Prolaps durch die mechanischen Insulte, denen die zwischen den Schenkeln liegende Geschwulst ausgesetzt ist. Je weiter der Vorfall nach aussen gelangt ist, desto leichter werden durch die Frictionen von seiten der Kleider und durch die macerirende Secretion sowohl die Haut der inneren Schenkelflächen, als auch die den Vorfall überziehende Schleimhaut erodirt, so dass es auf der letzteren nicht selten zur Bildung von grossen Geschwüren mit diphtheritischer und jauchiger Oberfläche kommt[2].

[1] Schröder, Krankh. d. w. Geschlechtsorg. S. 186.
[2] Schröder, l. c.

Diagnose.

Ueber die Diagnose des Prolapsus vag. braucht nur wenig hinzugefügt zu werden, da dieselbe durch die Inspection und manuelle Untersuchung der Genitalien ziemlich leicht zu stellen ist. Hat man Gelegenheit eine Kranke zu untersuchen, bei der sich die ersten Symptome zeigen, so unternimmt man am besten die Untersuchung in stehender Haltung, und lässt die Patientin nach unten drängen oder husten. Es tritt dann alsbald eine rötliche, mehr oder weniger feuchte, rundliche Geschwulst zwischen den Schamlippen hervor, auf deren Oberfläche sich Querfalten vorfinden, die indes mit Zunahme der Geschwulst bald verschwinden. Dieselbe ist von weich-elastischer Consistenz, und lässt sich durch mässigen Druck in die Scheide leicht zurückdrängen. Ob der zwischen den Labien liegende Tumor von der vorderen oder hinteren Scheidenwand ausgeht, ist meistens auch leicht zu entscheiden. Wenn der Prolaps von der vorderen Wand seinen Ursprung nimmt, so ist unterhalb des orificium urethræ im Scheitel des Schambogens eine Furche vorhanden, während bei stärkerem Vorfall der hinteren Wand der Damm ziemlich gleichmässig in den Vorfall übergeht [1]. Was die Lagerung des Uterus anbetrifft, so kann dieselbe durch die

[1] Schröder, Krankheiten d. w. Geschlechtsorgane S. 464.

combinierte Untersuchung (eventuell per Rectum vorzunehmen) sehr leicht bestimmt werden. Eine etwa vorhandene Cystocele kann ebenfalls leicht durch Einführung eines Catheters exploriert werden. Man führt denselben in den von der vorderen Wand gebildeten Vorfall ein und zwar mit der Richtung nach unten, so dass dessen Spitze an der vorgestülpten Wand wahrgenommen werden kann.

Die Diagnose der Rectocele kann bei der Untersuchung per Rectum nicht schwierig sein. Ist eine solche vorhanden, so gelingt es leicht, den Zeigefinger hakenförmig in das Divertikel einzuführen.

Prognose.

Die Prognose des Scheidenvorfalles ist an und für sich nicht ungünstig. Ganz frische Fälle können auch spontan heilen, namentlich da, wo leichtere Grade von Entzündungszuständen zu narbiger Verengerung der Scheide Veranlassung geben[1]. In leichteren Fällen reponirt sich der Vorfall Nachts meist von selbst. Ebenso kann ein Vorfall während der Gravidität verschwinden, indem der wachsende Uterus die vagina allmälig in die Höhe zieht. Auf der anderen Seite kann aber auch gerade während der Gravidität die hypertrophische vordere Wand prolabiren.

Wenn aber der Vorfall anschwillt, Verwachsungen eingeht, brandig wird oder durch gleichzeitigen Uterus-

[1] Schröder, Krankh. d. w. Geschlechtsorgane S. 190.

vorfall mit Bildung von Cysto- und Rectocele compliciert ist, dann wird auch die Prognose viel trüber, wenn auch das Leben nur ganz ausnahmsweise durch Peritonitis, Gangrän, Urämie oder andere Folgezustände gefährdet wird. Eine frühzeitig eingeleitete Therapie bessert die Prognose entschieden.

Therapie.

Die einfachste therapeutische Maassregel besteht in der Reposition des vorgefallenen Teiles. Dieselbe lässt sich meist ohne Schwierigkeiten ausführen; doch ist es häufig nicht so leicht, den Prolaps in der normalen Lage ohne besondere Hilfsmittel zu erhalten. Nach der Reposition empfiehlt man vor allen Dingen Ruhe und Horizontallage, auch kann man die kalte Douche und selbst die Kauterisation der erschlafften Schleimhaut in Anwendung bringen. Diese Maassregeln können jedoch, da sie die vagina nur wenig verengern, nur bei ganz leichten Formen von Prolaps in Frage kommen. Hat einmal der Vorfall einen höheren Grad erreicht, oder zeigt er mit längerer Dauer eine grössere Hartnäckigkeit, so kommen zunächst die verschiedenen mechanischen Retentionsapparate, besonders die Pessarien in Anwendung. Man teilt diese Apparate ein in gestielte und ungestielte. Die ungestielten eigentlichen Pessarien bestehen aus verschiedenen meist ring- oder kranzförmigen Körpern (Mutterkränze), welche in die vagina eingelegt, die Wände derselben anspannen oder denselben als Stützpunkt dienen. Sowohl das Material, aus dem die Ringe gefertigt sind, als auch ihre Grösse und Form, sind sehr verschieden. Man hat sie hoch und niedrig, mit grossem und kleinem Ausschnitt, bald mehr cylinderartig, trichterförmig, bald mehr ring- oder blasenförmig hergestellt. Auch hat man statt der kreisförmigen Ringe ovale oder leyerförmige vorgeschlagen. Man hat aus Kork- und Pappelholz mit Wachsüberzug, aus festerem Holz mit lakirter Oberfläche, aus vorher in Wachs und Stearin gesottenem Holze, aus Porzellan, Guttapercha, Kautschuk Mutterkränze fabriciert. Sie alle haben aber die üblen Eigenschaften, dass sie teils leicht verderben und einen unangenehmen Geruch annehmen, teils sich mit Kalksalzen incrustieren. Gegenwärtig giebt man den ringförmigen aus Kautschuk, den ovalen aus Hartgummi oder Zinn den Vorzug. — Die Pessarien verhindern die Inversion der vagina, indem sie deren Wände wie über einen Rahmen spannen. Die Application selbst geschieht so, dass man sie mit der schmalen Seite in die Schamspalte einführt und dann innerhalb der vagina quer stellt. — Da der Muttermund im normalen Zustande die Richtung nach hinten hat, so legt sich auch gewöhnlich bei dieser Stellung des Pessariums der Muttermund gerade vor oder in die Oeffnung des Ringes. Durch häufiges Probieren mit verschiedenen Pessarien gelingt es meistens, die für das Individuum geeignete Grösse und Höhe zu ermitteln. Von Zeit zu Zeit, namentlich zu Anfang, müssen die Ringe öfters herausgenommen werden, auch lässt man zur Entfernung des reichlich secernirten Schleimes wiederholte Ausspülungen vornehmen. Denn man darf dabei nie ausser Acht lassen, dass das Pessarium als Fremdkörper immer einen gewissen Reiz ausübt, der bei längerer Dauer mitunter zu Excoriationen, Druckbrand u. s. w. Veranlassung gegeben hat.

Von den ungestielten Pessarien sind besonders der Mayer'sche Kautschukring und bei Retroflexion des Uterus das Hodge'sche Pessar in Gebrauch, dem man, wenn aus Zink gearbeitet, sehr bequem verschiedene Formen geben kann.

In Frankreich finden das Garriel'sche pessaire à l'air, eine mit Luft gefüllte Kautschukblase, vielfache Anwendung. — Der Zwanck-Schilling'sche Hysterophor, welcher aus zwei schmetterlingsflügelartigen Platten besteht, die sich durch eine Schraube aneinander legen und auseinander breiten lassen, hat den Vorteil, dass die flügelförmigen Branchen, die erst nach der Einführung in die Scheide durch die Schraube auseinandergespreizt werden, sich leicht in der Scheide halten, und dass die Kranke ihn selbst einlegen und auch entfernen kann.

Im Allgemeinen ist die Hülfe, welche all die genannten Pessarien bei einem einigermaassen hochgradigen Prolaps leisten, doch nur palliativer Natur. Ja, die Scheide, deren Schlaffheit und Weite den Vorfall entweder herbeigeführt, oder doch wenigstens begünstigt hat, wird leider nicht selten noch schlaffer und weiter dadurch. Auch bei unserer Patientin blieb nach mancherlei mehr oder weniger vergeblichen Retentionsversuchen mittelst Pessarien schliesslich doch nur noch die operative Behandlung übrig. — Was nun die Operationen zur Heilung von Prolapsus vag. anbelangt, so geht man natürlich von dem Gesichtspunkte aus, die Scheide bis in den Introitus zu verengern, wenn nötig, auch einen neuen Damm zu bilden. In früheren Jahren bediente man sich mit Vorliebe der Caustica, indem man durch Application derselben eine narbige Contraktion der Scheide herbeizuführen suchte; später ging man dazu über, grosse Stücke aus der Scheidenschleimhaut zu excidiren, und die Wandränder zusammenzunähen.

Soviel bekannt, waren aber die Resultate solcher Operationsversuche meist wenig günstig. Einen Erfolg kann man von dieser Operation nur dann erwarten, wenn der Scheidenvorfall das primäre ist, und wenn ein bestimmter Teil der Scheidenschleimhaut so schlaff und ausgedehnt ist, dass er in der Scheide eben keinen Platz mehr hat. Dies ist häufig an der vorderen Scheidenwand, besonders bei Cystocele, seltener an der hinteren der Fall.

Gegenwärtig werden zur Heilung des prolapsus vaginæ et uteri bekanntlich vorzugsweise die Operation der Kolporrhaphia anterior und Kolporrhaphia post. ausgeführt; bedeutende Cervixhypertrophie erfordert eine vorgängige hohe Excision des hypertrophischen

Teiles. — Ueber die Wirksamkeit der von Neugebauer empfohlenen Annähung der vorderen an die hintere Vaginalwand liegen noch nicht hinreichende Erfahrungen vor.

Zum Schlusse sei es mir gestattet, meinem verehrten Lehrer, Herrn Prof. Dr. Freund, für die Ueberlassung des Themas und die gütige Unterstützung, welche er mir während der Arbeit zu Teil werden liess, meinen aufrichtigsten und wärmsten Dank auszusprechen.

Strassburg, Universitäts-Buchdruckerei von J. H. Ed. Heitz.

FSC
www.fsc.org
MIX
Papier | Fördert
gute Waldnutzung
FSC® C083411

Zeitfracht Medien GmbH
Ferdinand-Jühlke-Straße 7
99095 Erfurt, Deutschland
produktsicherheit@kolibri360.de